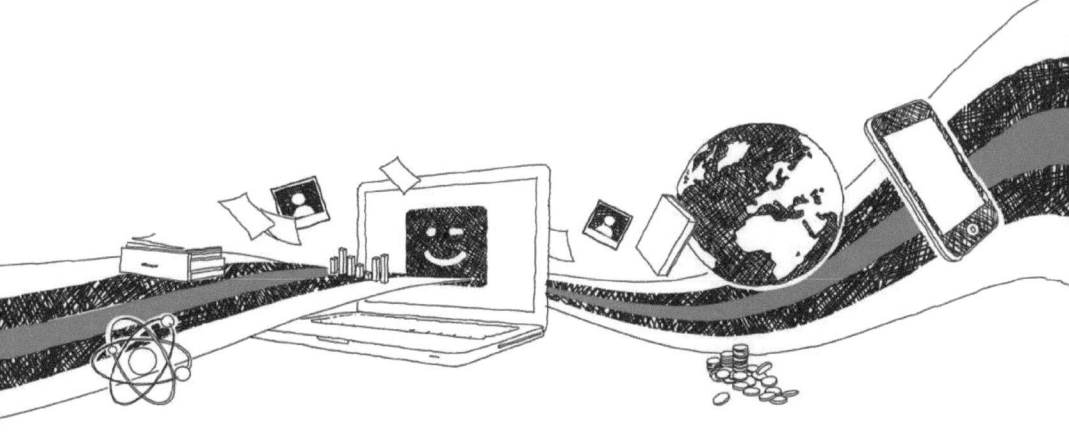

Gewalt gegen Einsatzkräfte. Notwendigkeit von Gewaltprävention im Rettungsdienst

Alexander Franke

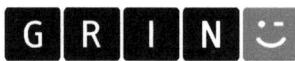

Bibliografische Information der Deutschen Nationalbibliothek:

Die Deutsche Nationalbibliothek verzeichnet diese Publikation in der Deutschen Nationalbibliografie; detaillierte bibliografische Daten sind im Internet über http://dnb.d-nb.de abrufbar.

ISBN: 9783346380050
Dieses Buch ist auch als E-Book erhältlich.

IB Hochschule Berlin

Fakultät Gesundheitswissenschaften Studiengang Health Care Education
/ Gesundheitspädagogik Modul 5.1: Prävention und Rehabilitation

Notwendigkeit von Gewaltprävention im Rettungsdienst

Alexander Franke

Fachsemester: 1

Einreichungsdatum: 16.12.2020

Berlin WS 2018

1. Inhaltsverzeichnis

2. Einleitung

„Als sie aus dem Rettungswagen stiegen, beschimpfte der Mann die Sanitäter zunächst. Das ignorierten die Männer, um sich um den Patienten zu kümmern. Daraufhin soll der Angreifer sie mit Böllern beworfen haben, die direkt neben ihnen explodiert seien. Zudem soll er versucht haben, auf einen mobilen Defibrillator zu urinieren." (Hipp, 2018) „Als die Rettungskräfte dem 27-jährigen Patienten helfen wollten, sich aufzurichten, griff dieser die Einsatzkräfte unvermittelt an." (Schmitz-Eggen, 2019)

Dieser und viele weitere Berichte aus Zeitschriften und TV zeigen deutlich an, dass Gewalt im Rettungsdienst ein beständiges Thema in den Medien ist. Die Ergebnisse des Abschlussberichts der Ruhr Universität Bochum im Jahr 2017 zeigen, dass besonders die Einsatzkräfte der Rettungsdienste Beteiligte in Gewaltsituationen sind. (Weigert, 2017, S. 69) Dabei tragen die Notfallsanitäter/innen zu Beginn eines Einsatzes meist die Verantwortung und können das Einsatzgeschehen maßgeblich beeinflussen. In den Berichten von 2017 lässt sich klar festhalten, dass Gewalt im Rettungsdienst ein wichtiges Thema ist. (Weigert, 2017, S. 1f) In dieser Arbeit soll anhand der Daten abgeleitet werden, inwieweit eine Notwendigkeit von Präventionsmaßnahmen im Rettungsdienst besteht. Welche Formen der Gewalt die Einsatzkräfte erleben und welche Notwendigkeit in Bezug auf Gewaltprävention daraus resultieren, sind Teil dieser Arbeit. Des Weiteren sollen die Begrifflichkeiten zum Thema der Gewaltprävention näher betrachtet werden. Dazu werden unter Punkt 3 die Begriffe Gewalt, Prävention und Gewaltprävention gesondert definiert. Dies soll u.a. die Komplexität der Begrifflichkeiten verdeutlichen und ein mögliches Ausmaß der notwendigen Präventionsmaßnahmen aufzeigen. Im nächsten Schritt soll dann eine Notwendigkeit von Präventionsansätzen in Bezug auf Gewaltprävention anhand verschiedener Tabellen beleuchtet werden. Dazu werden unter Punkt 4.1 die erfassten Gewaltformen einzeln dargestellt und bewertet. Im Weiteren werden dann Ursprung der Gewalt, Zeitpunkt sowie der Einfluss einer möglichen Intoxikation (Vergiftung) in Form von z.B. Alkohol untersucht. Im Anschluss wird analysiert, wie ausgeprägt die Einsatzkräfte innerhalb der Aus- und Fortbildungsangebote auf die Einsatzpraxis vorbereitet wurden und wie das Fortbildungsangebot außerhalb der Ausbildung empfunden wurde. Abschließend folgt eine kurze Zusammenfassung der gewonnenen Erkenntnisse sowie ein Fazit.

3. Begriffserklärung: Gewalt, Prävention und Gewaltprävention

3.1 Gewalt

„Gewalt ist einer der schillerndsten und zugleich schwierigsten Begriffe der Sozialwissenschaften." (Imbusch, 2002, S. 26) Abgeleitet aus den Wurzeln des indogermanischen Wortes 'val' (Verb: 'giwaltan' oder 'waldan') stand dieser Begriff für das Vorhandensein von Verfügungsfähigkeiten in Form von Macht und Kraft. (Lenk, 2008, S. 8f) In der Definition der WHO von 2002 wurde Gewalt als gesundheitsgefährdendes Problem der Bevölkerung beschrieben, das aufgrund einer fehlenden bzw. uneindeutigen Problemdefinition weitgehend ignoriert wurde. Die aktuelle Literatur weist eine Vielzahl von Problemdefinitionen oder Definitionsmöglichkeiten des Gewaltbegriffs auf. Es zeigt sich deutlich, dass die Definitionen in Abhängigkeit zur Zeit, Kultur, zum Norm- und Werteverständnis sowie dem Betrachtungsursprung stehen. Kulturell oder zeitlich betrachtet werden einige Gewaltformen durch komplexe Zivilisierungs- und Sozialisierungsprozesse als nicht mehr zeitgemäß betrachtet. (Lenk, 2008, S. 10) Teilweise wurden in diesem Zusammenhang auch anerkannte Erziehungsmaßnahmen, wie z.B. die Prügelstrafe von Schülern in der Schule, nebst erlaubten Sanktionen, wie das Schlagen von Frauen und Kindern im Namen der Bildung und Erziehung umdefiniert bzw. einer gänzlich anderen Semantik zugeschrieben. (ebd., S. 10f) In Bayern konnten Lehrer/innen bis 1983 noch Schüler/innen mit der Prügelstrafe sanktionieren ohne rechtliche Strafen fürchten zu müssen. 2015 wurde ein 54-jähriger Lehrer zu einer sechsmonatigen Bewährungsstrafe verurteilt, weil er 14-jährigen Schülern mehrmals mit einer Rute auf den Hintern schlug. Um das komplexe Phänomen der Gewalt für diese Arbeit zu definieren, sind zwei Betrachtungsursprünge entscheidend. Die WHO definiert Gewalt 2002 als ein physisches und psychisches Einwirken oder Androhen dessen auf Menschen, Gruppen oder sich selbst, mit der direkten oder indirekten Absicht eines Schadens. Physische Gewalt „Beinhaltet das Schlagen, Treten, (Er)Stechen, Schießen, (Er)Drücken, Beißen und (Ein)Klemmen." (Lenk, 2008, S. 8) Psychische Gewalt beschreibt eine absichtliche Verwendung sowie Androhung von Macht oder körperlicher Gewalt gegen einzelne Menschen und Personengruppen, dessen Wirken die psychische, physische, moralische oder soziale Entwicklung der Betroffenen beschädigt. (Lenk, 2008, S. 8) In dem Bericht der Unfallkassen und Berufsgenossenschaften (UK|BG) „Sicherer Rettungsdienst" wurden die relevanten Formen der Gewalt im Rettungsdienst in verbale, nonverbale und körperliche Gewalt unterschieden. (Bartel, 2019, S. 84)

„Gewalt ist eine Weltgeißel, die das Gefüge von Gemeinschaften zerreißt und Leben, Gesundheit und Glück von uns allen bedroht."

(Weltgesundheitsorganisation, 2002, S. 5)

3.2 Prävention

Prävention bezeichnet ein bevölkerungsbezogenes Konzept, mit dem Ziel „…unerwünschte Ereignisse zu verhindern oder zu verzögern und damit weniger wahrscheinlich zu machen." (BZgA, 2018, S. 651) Die Interventionsform „Prävention" hat das Ziel, die Mortalität und Morbidität einzelner Personen, ganzer Bevölkerungsgruppen oder weltweit zu beeinflussen. Mit dem Begriff der Krankheitsprävention erfolgte eine wissenschaftliche Präzisierung der allgemeinen Bedeutung von Prävention. Die primären Ziele der Krankheitsprävention sind u.a. „das Vermeiden des Eintretens, die Verhinderung der Entstehung und Ausbreitung sowie die Verhinderung des Voranschreitens einer Gesundheitsstörung oder Krankheit in ein jeweils schlimmeres Stadium, auch das Vermeiden von Folgestörungen somatischer, psychischer und sozialer Art sowie das Reduzieren von Folgekrankheiten und chronischen Verläufen."(BZgA, 2018, S. 776) Zwingend erforderlich für eine effiziente Präventionsmaßnahme ist das Wissen über mögliche pathogenetische Dynamiken der individuellen oder kollektiven Krankheitslast. Eine der aktuellsten Präventionsmaßnahmen, die die gesamte Welt betreffen, ist der Einsatz des Mund-Nasen-Schutzes im Umgang mit dem Corona Virus. Ob der Einsatz eines Mund-Nasen-Schutzes als geeignete Präventionsmaßnahme in Frage kommt, muss jedoch vorab beforscht und getestet werden. Im Rahmen der Krankheitsprävention werden drei Strategien verfolgt, die zum einen das (Neu-)Auftreten von Krankheiten, Behinderungen, oder dem vorzeitigen Tod minimieren sollen und zum anderen einen möglichst langen Erhalt der Selbstständigkeit im Alter zu fördern. (BZgA, 2018, S. 776f) Die Primäre, Sekundäre und Tertiäre Krankheitsprävention sind Klassifikationen, die je nach Zeitpunkt des Wirkens unterschieden werden. Die **Primäre Krankheitsprävention** soll vor dem Entstehen einer Krankheit oder Schädigung wirksam werden. Die verfolgten Ziele für die Bevölkerung oder das Individuum sind eine allgemeine Krankheitsverhütung, Risikosenkung und Risikoeliminierung. Beispiele für die unterschiedlichen Wirkungsbereiche der Primären Krankheitsprävention sind die Ausrottung und Beseitigung von Virenstämmen oder anderen Noxen, die Stärkung der Wiederstandfähigkeiten durch Schutzimpfungen sowie eine effektive Veränderung der Umweltfaktoren, wie z.B. der Armutsbekämpfung zur Senkung der Krankheitsentstehung. (BZgA, 2018, S. 777f) Die **Sekundäre Krankheitsprävention** zielt mittels Gesundheitschecks und Screenings auf die Früherkennung von Krankheiten ab. „Als Screening bezeichnet man die Untersuchung von ausgewählten Bevölkerungsgruppen mit Hilfe eines Siebtests. Das systematische Testverfahren soll Personen herausfiltern, die bestimmte Eigenschaften aufweisen. So werden zum Beispiel in Deutschland Frauen zwischen 50 und 70 Jahren zum Mammografie-Screening eingeladen." (Habermann-Horstmeier, 2017, S. 17) Ziel ist es, Krankheiten vor dem Auftreten von Symptomen zu identifizieren. Ein weiteres Ziel ist das Fortschreiten eines Krankheitsfrühstadiums mit Hilfe von Früherfassung, Beratungen und Empfehlungen für Lebensstilveränderungen zu verhindern. Beispiele der Sekundären Krankheitsprävention finden sich in Form von Blutdruckscreenings, Brustkrebsvorsorge sowie im Rahmen von Diät- oder Trainingsempfehlungen. (BZgA, 2018, S. 778f) Der Wirkungsbereich der **Tertiären Krankheitsprävention** richtet sich primär an Menschen mit Chronizität zur Vermeidung von Folgeschäden sowie der Verhütung von Rückfällen. Weitestgehend wird im tertiären Ansatz das Ziel der Wiederherstellung von Funktionsfähigkeiten und Lebensqualitäten verfolgt trotz bestehender Krankheiten, Einschränkungen oder Behinderungen. Im Rahmen der Tertiären Krankheitsprävention überlappen sich Prävention und Rehabilitation teilweise. Die Prävention verfolgt dabei einen rein krankheitsorientierten Ansatz, während durch die Rehabilitation Kranke und ihr Umfeld befähigt werden sollen, im medizinisch-therapeutischen, psychosozialen sowie dem schulisch-beruflichen Lebensbereich ein weitgehend selbstbestimmtes Leben führen zu können. (BZgA, 2018, S. 778ff) Präventionsmaßnahmen für den Bereich des Rettungsdienstes finden sich auch in den Forderungen der Unfallkassen. So plädieren einige Forscher/innen „...dafür, die Rettungskräfte in Aus- und Fortbildung besser auf kritische(n) Konfliktsituationen vorzubereiten." (Bartel, 2019, S. 84) In der Ausbildung und späteren Tätigkeit der Notfallsanitäter/innen spielen Prävention und Rehabilitation sowie das Spezialgebiet der Gewaltprävention eine eher untergeordnete Rolle. Thematisiert werden diese in den Forderungen gemäß Anlage 1 der Ausbildungs- und Prüfungsordnung von Notfallsanitäter/innen. Hier sind die Schüler/innen dazu zu befähigen, zur eigenen Gesundheitsförderung beizutragen, sowie Hilfesuchende oder Hilfsbedürftige suffizient zu beraten. (NotSan-APrV, 2013)

3.3 Gewaltprävention

Die Gewaltprävention hat eine gesamtgesellschaftliche Bedeutung und stellt die Gesellschaften vor eine große Herausforderung. Die Komplexität der Gewaltprävention wird bereits in einigen Schulungen und Trainingsprogrammen behandelt. (Staller & Körner, 2020, S. 156ff) Der Fokus dieser Programme liegt auf unterschiedlichen Ebenen. Die Ziele der komplexen Gewaltprävention sind das (Wieder-)Auftreten einer möglichen Gewaltproblematik zu verhindern und mit unmittelbar bevorstehender oder bereits aufgetretener Gewalt umzugehen. (Staller & Körner, 2020, S. 157) „Unabhängig davon, wie Gewalt genau definiert wird, ist sie mit zentralen Momenten des menschlichen Daseins, wie bspw. Tod, Macht, Angst, Mut, Trauma, Recht, Unrecht oder Zwang etc., verbunden (Gudehus und Christ 2013)." (Staller & Körner, 2020, S. 158) In Bezug auf die Ebenen der Krankheitsprävention wird im Rahmen der Primären Prävention mittels Kommunikationstrainings das Erkennen von Gewaltpotential sowie entsprechende Vermeidungsstrategien gefördert. Hierbei liegt der Fokus auf der Vermeidung von Gewalttaten vor der Entstehung. Auf der sekundären Ebene werden u.a. Deeskalations- und Selbstverteidigungsprogramme angeboten, die die Teilnehmer/innen auf mögliche Gewaltsituationen vorbereiten sollen. Im Bereich der Tertiären Prävention werden Teilnehmer/innen geschult und behandelt, die bereits Opfer oder Beteiligte einer Gewaltsituation waren und durch Verhaltenseinschränkungen, wie z.B. panikartigen Attacken oder Angststörungen in ihrem selbstbestimmten Leben eingeschränkt sind. Für die Gewährleistung einer akuten Betreuung von Patienten/innen, Angehörigen, Betroffenen sowie die Betreuung und Beratung von beteiligten Einsatzkräften wurde in den vergangenen Jahren der Ausbau eines flächendeckenden Systems der Psychosozialen Notfallversorgung (PSNV) vorangetrieben. (Deutschland, 2013, S. 7) Die PSNV Teams stellen die Betreuung am Einsatz- oder Notfallort sowie eine mögliche Nach- bzw. Weiterversorgung sicher und nehmen einen besonders hohen Stellenwert bei der Versorgung von physischen Gewaltopfern nebst Einsätzen mit ausgeprägten psychischen Belastungen wie z.B. frustranen Säuglingsreanimationen ein. Für diese Form der Prävention stehen den Rettungsdienstmitarbeiter/innen keine speziellen Ressourcen zur Verfügung. Als Anlaufstellen stehen den betroffenen Rettungsdienstmitarbeiter/innen die gleichen Gesundheits- und Behandlungsangebote zur Verfügung, die auch durch die „zivile" Gesellschaft aufgesucht werden können. Gewaltprävention umfasst aufgrund des facettenreichen Phänomens von Gewalt ein breites Spektrum an Präventionsansätzen oder Notwendigkeiten. (Lenk, 2008, S. 8ff) Beispiele für die Notwendigkeit von Gewaltprävention im Rettungsdienst finden sich mittlerweile in einigen Studien wieder, auf die im Punkt 4 näher eingegangen wird. Der grobe Rahmen der Präventionsansätze reicht von der Betreuung Schutzbefohlener bis zu den Einsatzsituationen, in denen sich die Gewalttaten direkt gegen die Einsatzkräfte richten oder von ihnen ausgehen, einschließlich der daraus resultierenden Folgen. 2008 wurden, das Thema Gewalt gegen Mitarbeiter/innen des Rettungsdienstes von Lenk untersucht. Die bestehenden Präventionsansätze, die durch die Arbeitgeber im Rahmen des Arbeitsschutzes angeboten wurden sowie die Inhalten der Aus- und Fortbildungen von Rettungsdienstmitarbeiter/innen sind 2008 von Lenk als subsumierte Themenbereiche beschrieben worden. Innerhalb der Ausbildung fanden sich Präventionsansätze unter den Themenbereichen Eigenschutz, Schutz vor Infektionskrankheiten und anderen Gefahrenlagen wieder. (Lenk, 2008, S. 27) Habitz beschrieb 2019 die vorhandenen Präventionsansätze weiterhin als unzureichend und unterstützte die Ansätze mit einem eigenen Unterrichtsentwurf zum Thema Gewalt im Rettungsdienst, in dem die Schwerpunkte Eigensicherung, Deeskalation und Selbstverteidigung den Kern bilden. (Habitz, 2020, S. 4f)

4. Notwendigkeit von Gewaltprävention im Rettungsdienst

Dank eines ausgeprägten Datensatzes in Bezug auf Gewalt im Rettungsdienst, kann an dieser Stelle eine mögliche Notwendigkeit in Form von Tabellen dargestellt werden. Aufgrund der formalen Vorgaben dieser Arbeit können hier nur Ausschnitte der Studienergebnisse präsentiert und bewertet werden. In der retrospektiven Studie der Ruhr Universität Bochum von 2017 „Gewalt gegen Einsatzkräfte der Feuerwehren und Rettungsdienste in Nordrhein-Westfalen" wurden 4500 Teilnehmer/innen ausgewählter Gebietskörperschaften mittels Online-Befragung zu ihren Gewalterfahrungen innerhalb der letzten 12 Monate befragt. (Weigert, 2017, S. 1f) Die Rücklaufquote der Befragungen belief sich auf 18% oder 812 Einsatzkräfte. Die Studie sollte „Aufschluss über die Situationsmerkmale eskalierender Einsatzsituationen, über Folgen von Gewalterfahrungen für die Einsatzkräfte und über die Zufriedenheit sowie Verbesserungsbedarf hinsichtlich der Aus- und Fortbildung von Einsatzkräften geben." (Weigert, 2017, S. 1) Unterstützt wurde das Forschungsprojekt von der Unfallkasse

Nordrhein-Westfalen, dem Ministerium des Innern des Landes NRW, dem Ministerium für Arbeit, Gesundheit und Soziales des Landes NRW sowie der komba gewerkschaft nrw. (Weigert, 2017) Für die Beantwortung der Frage nach einer möglichen Notwendigkeit von Gewaltpräventionsprogrammen im Rahmen der dreijährigen Notfallsanitäter/innen Ausbildung werden anhand der studienbasierten Daten folgende Schwerpunkte erfasst. Von wem ging die Gefahr in der Regel aus, wann kam es zu der Gewaltsituation, welche Form der Gewalt wurde ausgeübt, welche möglichen Ursachen oder Umstände lagen vor. Abschließend sollen die empirischen Untersuchungen auf eine mögliche Nachfrage oder einen Bedarf der Rettungsdienstmitarbeiter/innen an Aus- und Fortbildungsangeboten beleuchtet werden. Die präsentierten Daten wurden vorab in drei verschiedene Gewaltformen unterteilt und betrachtet. (Weigert, 2017, S. 50ff) Alle Angaben der Befragten bezogen sich auf das mögliche Erleben von Gewalttaten innerhalb der letzten 12 Monate. Dabei waren Erfahrungen mit dem Thema Gewalt im Rettungsdienst nicht vorausgesetzt. (Weigert, 2017, S. 7ff) Die unterschiedlichen Formen der Gewalt sollen hier am Anfang der Analyse stehen. Gewalttaten, die von den Rettungsdienstmitarbeiter/innen ausgingen, werden hier statistisch nicht erfasst, müssen aber als eine der möglichen Ursachen von Gewalttaten erwähnt werden.

4.1 Formen der erlebten Übergriffe

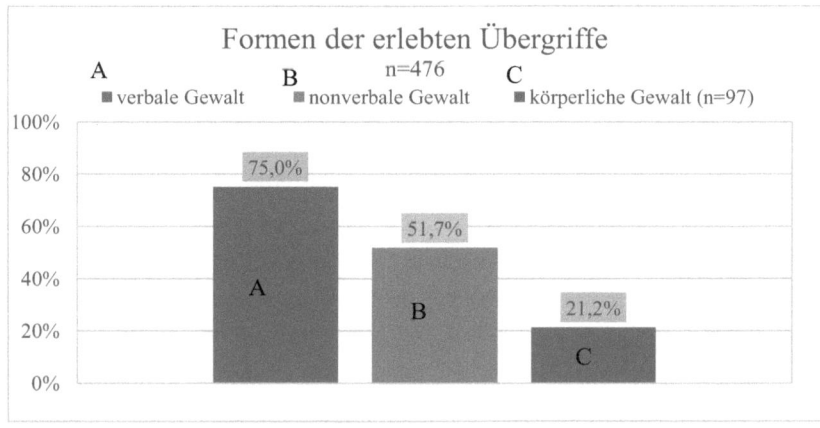

Abbildung 1 Darstellung der unterschiedlichen Gewaltformen (nach Weigert, 2017, S. 51)

Die verbalen Gewalttaten zeigen sich mit einem Anteil von 75% als die häufigste auftretende Form der Gewalt im Rettungsdienst. 51,7% der Befragten gaben an, bereits

Opfer nonverbaler Gewalttaten geworden zu sein. Situationen von körperlicher Gewalt erlebten 21,2% der Befragten innerhalb der letzten 12 Monate. (Weigert, 2017, S. 51f) Um die Gewaltformen detaillierter darzustellen, werden sie im Folgenden in den jeweiligen Rubriken betrachtet.

4.1.1 Formen verbaler Gewalt

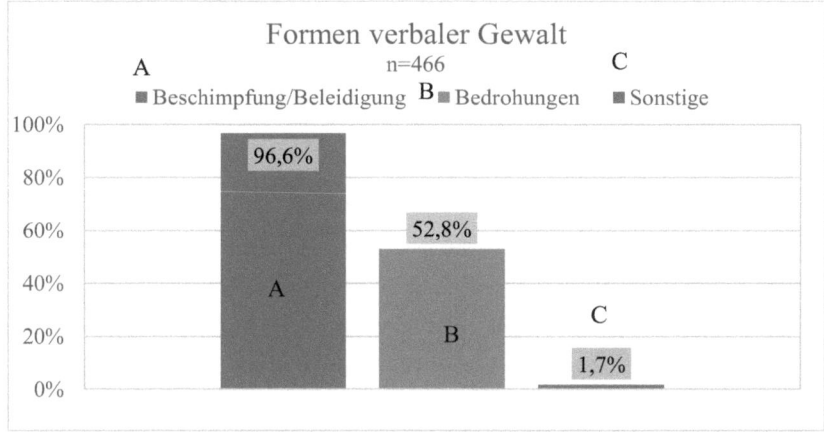

Abbildung 2 Darstellung Formen und Häufigkeit verbaler Gewalt (nach Weigert, 2017, S. 15f)

Den Schwerpunkt der verbalen Gewalttaten gegen die Rettungsdienstmitarbeiter/innen stellen die Beschimpfungen und Beleidigungen mit 96,6% dar. Zu den bekanntesten Beispielen gehören Ausrufe wie z.B. Arschloch, Hurensohn, Penner, und noch viel schlimmere Schimpfworte, bei denen die Empfänger entscheiden, ab wann sie sich beleidigt fühlen. (Habitz, 2020, S. 161f) 52,8 % der verbalen Übergriffe wurden in Form von Bedrohungen erfasst. Beispiele für mögliche Bedrohungen reichen von Aussagen wie „Ich hau dir eine rein!" bis zu „Ich mache dich alle!". (Habitz, 2020, S. 163f) Im Folgenden werden die unterschiedlichen Formen der nonverbalen Gewalt dargestellt und analysiert.

4.1.2 Formen nonverbaler Gewalt

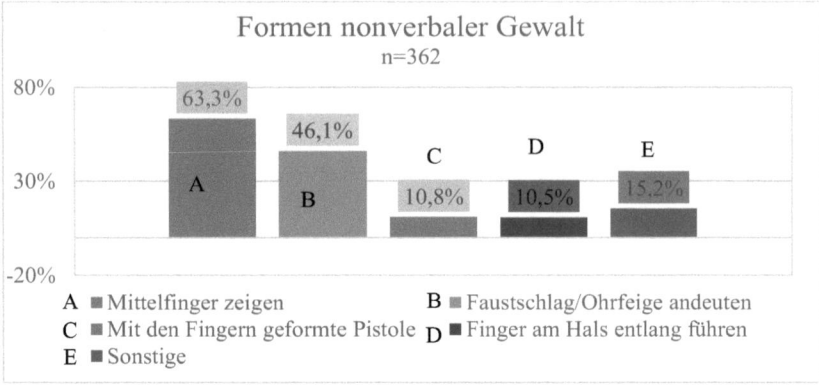

Abbildung 3 Darstellung Formen und Häufigkeit nonverbaler Gewalt (nach Weigert, 2017, S. 16f)

Als eine der häufigsten nonverbalen Gewaltformen mit 63,3% konnte hier das Heben des Mittelfingers in Richtung der Rettungsdienstmitarbeiter/innen identifiziert werden. Neben den Diskriminierungen und Diskreditierungen der Mitarbeiter/innen durch den erhobenen Mittelfinger, ist die nonverbale Androhung von körperlicher Gewalt in Form eines angedeuteten Faustschlages bzw. einer Ohrfeige mit 46,1% zu verzeichnen. Auf die körperlichen Gewaltdelikte wird im nächsten Schritt näher eingegangen.

4.1.3 Formen körperlicher Gewalt

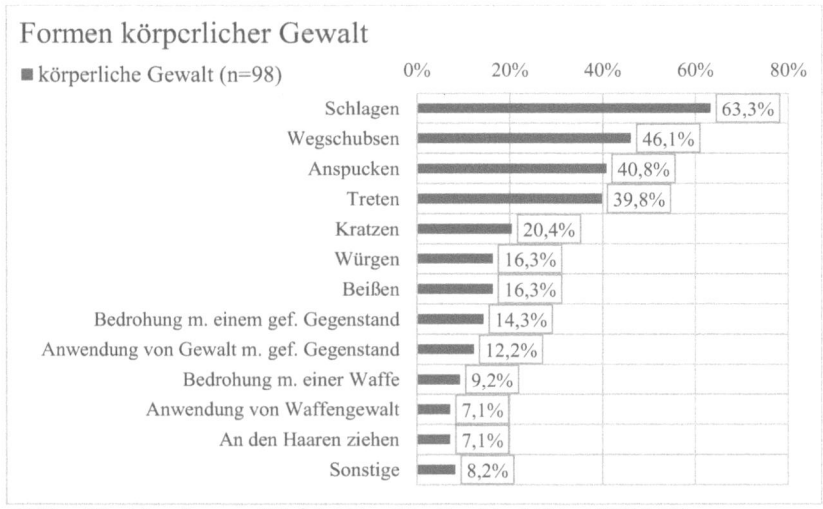

Abbildung 4 Darstellung Formen und Häufigkeit körperlicher Gewalt (nach Weigert, 2017, S. 19f)

Von 98 Befragten zum Thema einer möglichen körperlichen Gewalterfahrung, gaben 63,3% an, in den letzten 12 Monaten Opfer von Schlägen gewesen zu sein. In rund 40 % der Fälle wurde von Übergriffen in Form von Wegschubsen, Anspucken oder Tritten berichtet. 20,4% berichteten, Opfer von Kratz- und 16,3% von Würg- und Beißattacken geworden zu sein. Die Bedrohung von Rettungsdienstmitarbeiter/innen unter Hinzunahme eines gefährlichen Gegenstandes fand in 14,3% der Fälle statt. 12,2% der Befragten erlebten eine Gewalttat unter Anwendung eines gefährlichen Gegenstandes. Eine Bedrohung der Einsatzkräfte mittels einer Waffe wurde in 9,2% der Fälle registriert. Von einer erlebten Anwendung von Waffengewalt berichteten 7,1% der Befragten. Auch mit 7,1% wurde das an den Haaren ziehen registriert. Im Abschlussbericht von 2017 werden die Übergriffe noch einmal gegliedert und prozentual auf die einzelnen Körperregionen gelegt. Daraus resultierte, dass zu 52,7 % der Kopf und zu 49,5% die Arme und Hände das Ziel des Übergriffes waren. (Weigert, 2017, S. 19)

4.2 Tätermerkmale

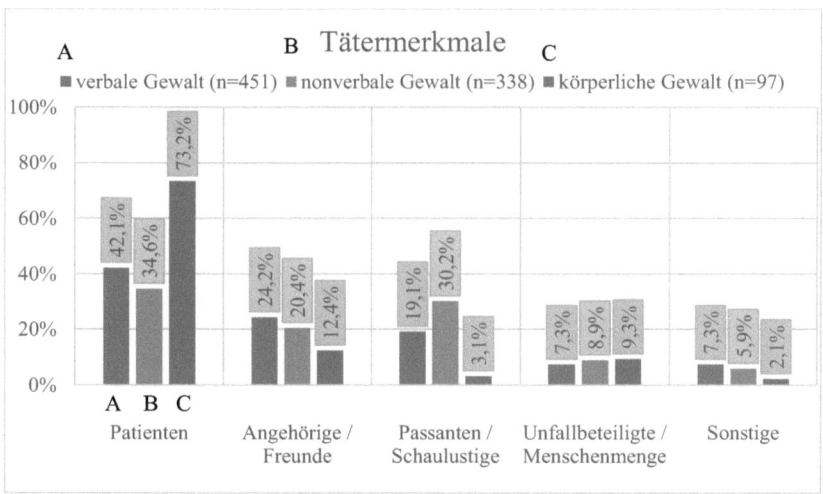

Abbildung 5 Darstellung des Gewaltursprungs auf Ebene der Personengruppe (nach Weigert, 2017, S. 37f)

Grundsätzlich lässt sich hier festhalten, dass der überwiegende Teil der Gewalttaten gegen Rettungsdienstmitarbeiter/innen von der Personengruppe der Patienten/innen ausging. 73,2% der von körperlicher Gewalt betroffenen Einsatzkräfte berichten, dass diese von den Patienten/innen ausging. In 12,4% der Fälle von körperlichen Übergriffen wurden die Angehörigen oder Freunde/innen der Patienten/innen als Täter/innen

11

identifiziert. Im Rahmen der verbalen Gewaltformen berichten die Betroffenen dito, dass der Übergriff von den Patienten/innen ausging und nahmen 42,1% der Fälle ein. 24,2% der Fälle ging von der Personengruppe der Angehörigen oder Freunde/innen aus. Die Ergebnisse der nonverbalen Übergriffe zeigen mit 34,6% der Fälle ebenfalls, dass die Täter/innen die Patienten/innen selber waren. (Weigert, 2017, S. 36f) Weitere Täter/innen im Rahmen der nonverbalen Gewalt sind Schaulustige und Passanten/innen, von denen in 30,2% der Fälle berichtet wurde.

4.3 Zeitpunkt der Gewalt

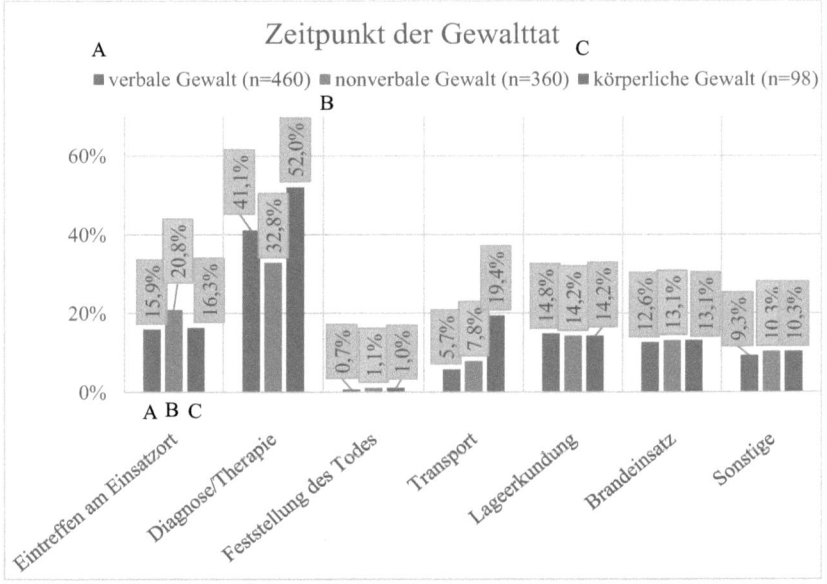

Abbildung 6 Darstellung des Zeitpunkts der Gewalttat (nach Weigert, 2017, S. 36)

Die Betroffenen gaben mit 41,1% an, den letzten verbalen Übergriff während der Therapie und Diagnosestellung erlebt zu haben. Die nonverbalen Gewalttaten erfolgten in 32,8% und die körperlichen Übergriffe in 52,0% der Fälle dito im Moment der Therapie und Diagnosestellung. (Weigert, 2017, S. 36f) In 19,4 % der Fälle erfolgte ein körperlicher Übergriff während des Transports der Patienten/innen und in 20,8% der Gewaltsituationen kam es zu nonverbalen Übergriffen während des Eintreffens der Rettungsdienstmitarbeiter/innen.

4.4 Einfluss von berauschenden Substanzen

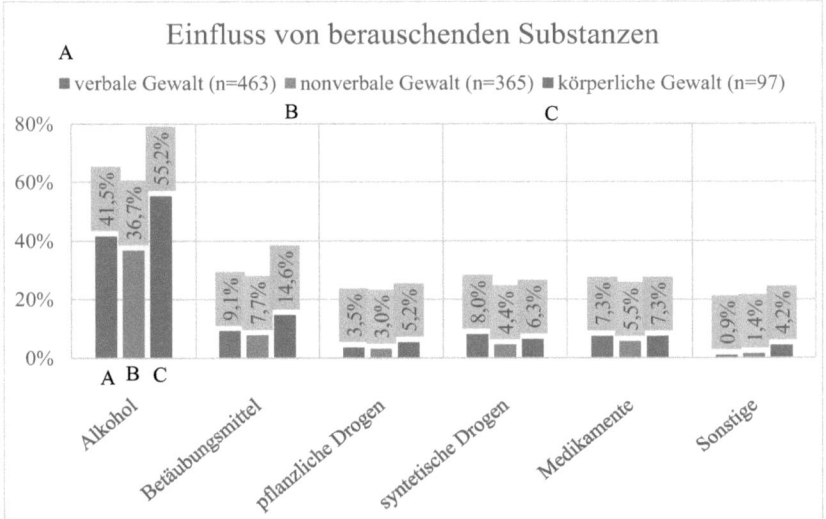

Abbildung 7 Darstellung möglicher substanzbedingter Intoxikationen (nach Weigert, 2017, S. 40)

Die Häufigkeit von Gewaltsituationen unter Einfluss berauschender Substanzen darf hier nicht außer Acht gelassen werden. Sie wird als ein häufiger Begleiter von Gewaltsituationen beschrieben und erschwert mögliche Präventionsansätze. (Weigert, 2017, S. 40) In den Ergebnissen des Abschlussberichts von 2017 zeigt sich deutlich, dass die Alkoholintoxikation in allen Gewaltformen am stärksten vertreten ist. In 55,2% der durch Alkoholeinfluss begleiteten Einsatzsituationen kam es zu körperlichen, in 41,5% zu verbalen und in 36,7% der Fälle zu nonverbalen Gewalttaten. Mit 14,6% der beschriebenen Fälle nehmen die körperlichen Übergriffe unter Betäubungsmitteleinfluss den zweiten Platz ein.

4.5 Gewaltpräventionsmaßnahmen im Rahmen der Aus- und Fortbildung

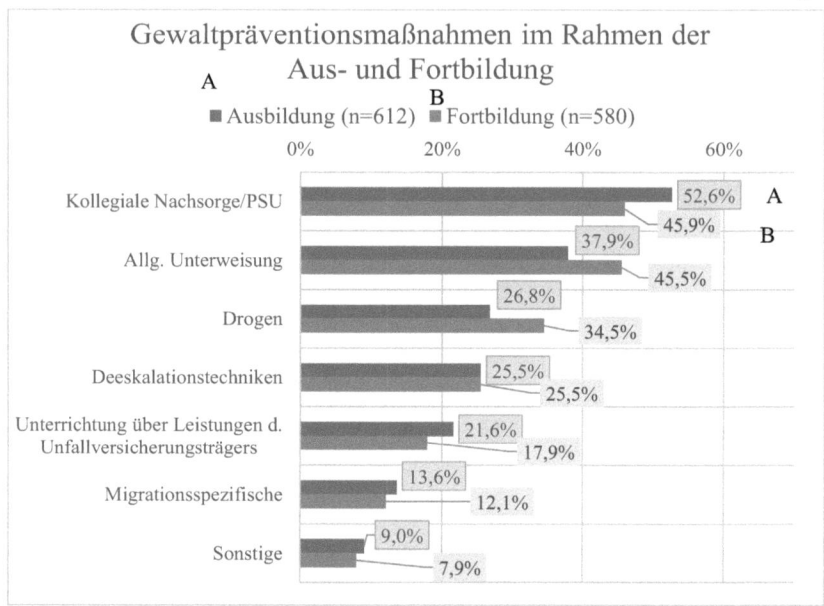

Abbildung 8 Darstellung Teilnahme an Gewaltpräventionsmaßnahmen im Rahmen der Aus- und Fortbildung (nach Weigert, 2017, S. 55-58)

In Bezug auf die Ausbildung gaben 52,6% der Befragten an, schon einmal an einer Schulung zum Thema kollegiale Nachsorge und psychosoziale Unterstützung (PSU) teilgenommen zu haben. 45,9% gaben an, dass sie Fortbildungen zu diesem Thema erhalten haben. Allgemeine Unterweisungen im Bereich der Gewaltprävention haben 37,9% der Befragten innerhalb der Ausbildung und 45,5% in Form von Fortbildungen absolviert. Von Ausbildungsinhalten zum Thema Drogen und Suchtprävention berichteten 26,8% der Befragten, rund 34,5% hatten bereits Fortbildungen zum Thema besucht. Jeweils in 25,5% der Fälle berichteten die Befragten, dass sie schon einmal an einer Schulung oder Fortbildung zum Thema Deeskalationstechniken teilgenommen haben. 21,6% der Befragten haben im Rahmen der Ausbildung und 17,9% in Form von Fortbildungen zum Thema Unterrichtungen über Leistungen der Unfallfallversicherungen Inhalte vermittelt bekommen. Im Bereich der Ausbildung berichteten 13,6% von einer Unterweisung zum Thema Migration. Fortbildung zum Thema Migration besuchten 12,1% der Befragten. Der Bereich der Sonstigen Gewaltpräventionen beinhaltet bspw. Selbstverteidigungskurse und wurde in 9,0% der Fälle innerhalb der Ausbildung und in 7,9% in Form von Fortbildungen absolviert. Die

14

folgende Darstellung zeigt auf, in welchem Umfang die Befragten zum Thema der Gewaltprävention ausgebildet wurden. Des Weiteren wird hier der Frage nachgegangen, wie ausgeprägt die Forderung der Befragten nach Fortbildungen zum Thema Deeskalationstraining war.

4.6 Umfang und Inhalt im Rahmen der Aus- und Fortbildung

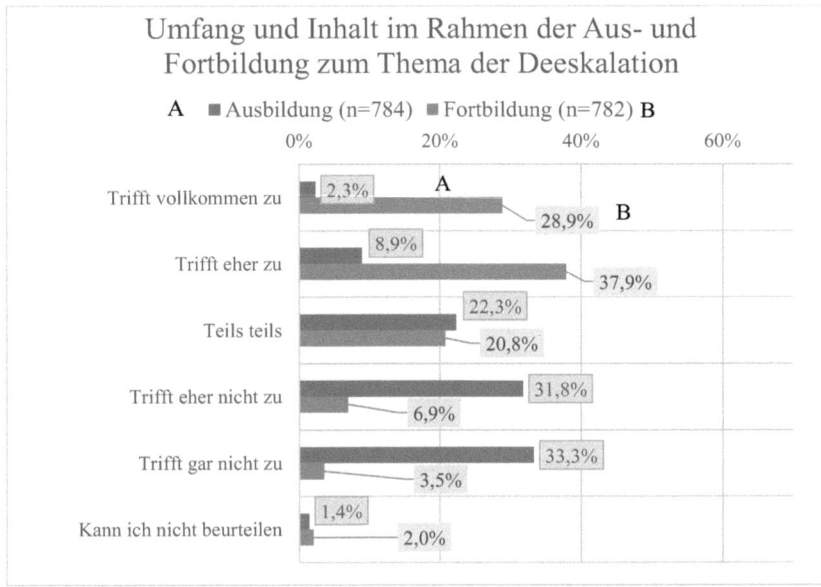

Abbildung 9 Darstellung des geforderten und erhaltenen Umfangs im Rahmen der Aus- und Fortbildung (nach Weigert, 2017, S. 52-59)

Es lässt sich festhalten, dass zwischen dem Angebot und der Nachfrage im Rahmen von Fortbildungen zum Thema Deeskalation ein Missstand zu verzeichnen ist. Die Forderung der Rettungsdienstmitarbeiter/innen nach mehr deeskalationsfördernden Fortbildungen traf in 28,9% der Fälle vollkommen zu und in 37,9% eher zu. 2,3% der Befragten berichteten, dass sie innerhalb der Ausbildung umfangreich zum Thema der Gewaltprävention unterrichtet worden sind. 65,1% berichten, dass der Umfang der Ausbildungsinhalte zum Thema der Gewaltprävention eher nicht oder gar nicht thematisiert wurde.

5. Zusammenfassung

Dass Gewalt in Form von verbalen, nonverbalen sowie körperlichen Übergriffen im Rettungsdienst nach wie vor existiert und damit eine Notwendigkeit von gewaltpräventionsrelevanten Aus- und Fortbildungsinhalten besteht, zeigen die Ergebnisse des Abschlussberichts 2017von Weigert. Die häufigsten Arten der Übergriffe waren Beleidigungen, Drohgesten, die Behinderung medizinischer Maßnahmen sowie die Androhung körperlicher Gewalt. In 17,2% der Fälle wurde sogar von dem Erleben körperlicher Gewalt berichtet. (Weigert, 2017, S. 67) Die Folgen dieser Gewaltsituationen lassen sich hier nicht darstellen, da sie den Rahmen der Arbeit erheblich überschreiten würden. Aus den bereits erhobenen und bewerteten Daten der Jahre 2011 bis 2017 lässt sich „...weder auf einen Anstieg noch auf einen erheblichen Rückgang von Gewalt gegen Rettungskräfte schließen." (Weigert, 2017, S. 67). Eine Verbesserung der Aus- und Fortbildungsangebote wird hingegen klar von den Rettungsdienstmitarbeiter/innen geforderter. Die befragten Rettungsdienstmitarbeiter/innen gaben in 11,2 % der Fälle an, das Thema der Gewaltprävention in einem angemessenen Umfang innerhalb der Ausbildung behandelt zu haben. (Weigert, 2017, S. 36f) Die Erweiterung oder Verbesserung der Fortbildungsprogramme besonders im Bereich des Deeskalationstrainings wurde von 66,8% der Befragten gefordert. Die Gruppe der im Jahr 2017 befragten Personen setzten sich aus Einsatzkräften der Feuerwehr und des Rettungsdienstes zusammen. Befragt wurden dabei Feuerwehrfrauen, Feuerwehrmänner, Rettungshelfer/innen, Rettungssanitäter/innen, Rettungsassistenten/innen, Notfallsanitäter/innen und Notärzte/innen. Im Unterschied zu den Daten des 2011 präsentierten Abschlussberichts, ist 2017 die Berufsgruppe der Notfallsanitäter/innen gänzlich neu dazugekommen und befragt worden. Die Notfallsanitäter/innen Ausbildung wurde 2014 in Deutschland eingeführt und ist eine duale Berufsausbildung. Damit wurde das Berufsbild der Rettungsassistenten/innen abgelöst und in Bezug auf die geforderten Kompetenzen deutlich erweitert. An dieser Stelle müsste nun den Ausbildungsinhalten der Notfallsanitäter/innen Ausbildung nachgegangen werden, um eine Untersuchung der Inhalte auf Bereiche der Gewaltprävention durchzuführen. Effiziente Präventionsmaßnahmen in Bezug auf Gewaltprävention benötigen in Einsatzsituationen das Zusammenwirken mehrerer Akteure. Im Rahmen der Notfallsanitäter/innen Ausbildung kann und wird dementsprechend nur auf die Berufsgruppe der

Notfallsanitäter/innen Einfluss genommen werden. Weitere beteiligte Berufsgruppen sind u.a. die Leitstellendisponenten/innen, Feuerwehr- und Polizeibeamten/innen, die im Rahmen von Einsatzsituationen mit Gewaltpotential konfrontiert sind. Die Leitstellendisponenten/innen spielen in fast allen Einsätzen, in Bezug auf eine mögliche primäre Prävention, eine tragende Rolle. Hier werden die ersten Daten und Fakten zu einem Einsatz aufgenommen und eventuelle Angst- oder Aggressionszustände erfasst. (Weigert, 2017, S. 67) Im Vergleich zu den Daten von 2011 zeigt sich, dass die befragten Einsatzkräfte in Bezug auf die Ausbildung eine positive Wendung verzeichnen konnten. Gegenüber den 2011 häufig kritisierten Ausbildungsangeboten (Schmidt, 2012, S. 44) zeigten sich die Befragten 2017 überwiegend zufrieden mit dem Inhalt der Ausbildung und waren nach eigenen Angaben gut auf die Einsatzpraxis vorbereitet. (Weigert, 2017, S. 67) Die Forderungen nach regelmäßigen Fortbildungen besteht dennoch in den Reihen der Einsatzkräfte. (ebd, S. 66f)

6. Fazit

Im Rahmen dieser Arbeit sollte der Frage nachgegangen werden, inwieweit die Rettungsdienstmitarbeiter/innen auf die spätere Einsatzpraxis und das Thema Gewaltprävention vorbereitet sind. Im Rahmen der Literaturrecherche stellte sich eine enorme Komplexität des Themas heraus, das bereits mit einer Vielzahl von empirischen und nicht empirischen Arbeiten beleuchtet und belegt wurde. Dass Gewalt ein Bestandteil der täglichen Arbeit der Rettungsdienstmitarbeiter/innen ist und immer bleiben wird, zeigt sich u.a in den vielen Definitionsmöglichkeiten sowie in den stetigen soziokulturell bedingten Änderungen des Gewaltbegriffs. Im Rahmen der Präventionsansätze sollte demnach das Ziel verfolgt werden, die Einsatzkräfte darauf vorzubereiten nicht zum Opfer oder Täter/in zu werden und stets angemessen mit betroffenen Personengruppen zu interagieren und zu kommunizieren. Um den Einsatzkräften ein effektives Werkzeug für alle möglichen Phasen und Formen der Gewalt zu geben, sollten sie z.B. regelmäßig im Erkennen, Abwehren und Nachbetreuen von Einsatzsituationen vorbereitet und fortgebildet werden. Dazu gehören deeskalierende Inhalte, Selbstverteidigungstrainings und die Kenntnis von möglichen Anlaufstellen zu haben. Ziel ist es das breite Spektrum der möglichen Betroffenen in Form von Patienten/innen, Angehörigen oder anderen am Einsatz beteiligten Personen effizient aufzufangen.

7. Quellenverzeichnis

Literaturquellen:

Bartel, M. (2019). *Sicherer Rettungsdienst* (Sicherer Rettungsdienst, S. 111). Unfallkasse
Nordrhein-Westfalen Regionaldirektion Rheinland.

BZgA. (2018). *Leitbegriffe der Gesundheitsförderung und Prävention, Glossar zu Konzepten,
Strategien und Methoden, E-Book 2018*. https://doi.org/10.17623/BZGA:224-E-BOOK-
2018

Deutschland (Hrsg.). (2013). *Psychosoziale Notfallversorgung: Qualitätsstandards und
Leitlinien: Teil I und II* (4. Aufl., Stand 09.2013).

Habermann-Horstmeier, L. (2017). *Gesundheitsförderung und Prävention*. Hogrefe.
https://doi.org/10.1024/85707-000

Habitz, A. (2020). *Gewalt Im Rettungsdienst: Eigensicherung, Deeskalation,
Selbstverteidigung*. Springer.
https://public.ebookcentral.proquest.com/choice/publicfullrecord.aspx?p=5983974

Imbusch, P. (2002). Der Gewaltbegriff. In W. Heitmeyer & J. Hagan (Hrsg.), *Internationales
Handbuch der Gewaltforschung* (S. 26–57). VS Verlag für Sozialwissenschaften.
https://doi.org/10.1007/978-3-322-80376-4_2

Lenk, M. (2008). *Aggressionsverhalten gegenüber Mitarbeitern der Notfallrettung* [Bachelor
Thesis]. Hochschule Neubrandenburg.

NotSan-APrV. (2013). *Ausbildungs- und Prüfungsverordnung für Notfallsanitäterinnen und
Notfallsanitäter (NotSan-APrV)* (Bundesgesetzblatt, Hrsg.).

Schmidt, J. (2012). *GEWALT GEGEN RETTUNGSKRÄFTE BESTANDSAUFNAHME ZUR
GEWALT GEGEN RETTUNGSKRÄFTE IN NORDRHEIN-WESTFALEN* (S. 51)
[Abschlussbericht]. Ruhr-Universität Bochum.

Staller, M. S., & Körner, S. (2020). Komplexe Gewaltprävention: Zum Umgang mit Gewalt auf
individueller Ebene. *Österreichische Zeitschrift für Soziologie*, *45*(S1), 157–174.
https://doi.org/10.1007/s11614-020-00413-0

Weigert, M. (2017). *Gewalt gegen Einsatzkräfte der Feuerwehren und Rettungsdienste in Nordrhein-Westfalen* (S. 77) [Abschlussbericht]. Ruhr-Universität Bochum.

Weltgesundheitsorganisation (Hrsg.). (2002). *World report on violence and health: Summary.*

Internetquellen:

Hipp, C. (2018). *Entsetzen über erneuten Angriff auf Sanitäter.* WELT.

https://www.welt.de/vermischtes/article172229450/Berlin-Entsetzen-ueber-erneuten-Angriff-auf-zwei-Sanitaeter.html Zugriff am: 1.12.2020

Schmitz-Eggen, L. (2019). *Erneute Angriffe auf Rettungsdienst-Mitarbeiter.*

https://www.rettungsdienst.de/einsaetze/erneute-angriffe-auf-rettungsdienst-mitarbeiter-61776 Zugriff am: 1.12.2020

8. Abbildungsverzeichnis

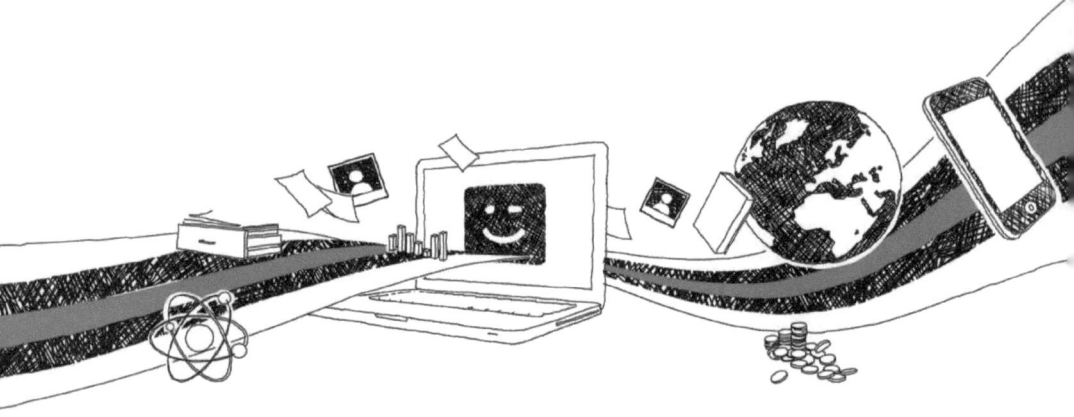
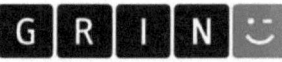

Laurenţiu Pirtea
Andreea Adriana Jitariu
Marius Raica

Angiogenesis and lymphangiogenesis in ovarian cancer